Raisa Duque

As fracturas da anca causam complicações nas mulheres com mais de 65 anos

AF155434

Raisa Duque

As fracturas da anca causam complicações nas mulheres com mais de 65 anos

Fratura da anca - Comorbilidade

ScienciaScripts

Cover image: www.ingimage.com

This book is a translation from the original published under ISBN 978-620-0-01772-7.

Publisher:
Sciencia Scripts
is a trademark of
Dodo Books Indian Ocean Ltd. and OmniScriptum S.R.L publishing group

120 High Road, East Finchley, London, N2 9ED, United Kingdom
Str. Armeneasca 28/1, office 1, Chisinau MD-2012, Republic of Moldova, Europe
Printed at: see last page
ISBN: 978-620-7-38606-2

AS FRACTURAS DA ANCA CONDUZEM A COMPLICAÇÕES PARA

MULHERES COM MAIS DE 65 ANOS

RAISA GEANINE DUQUE UZCA

DEDICAÇÃO

Ao Criador de todas as coisas, que me deu a força para continuar quando eu estava à beira do abismo, dedico o meu trabalho, com toda a humildade que pode vir do meu coração, antes de mais a Deus.

Os meus pais, que me apoiaram incondicionalmente ao longo dos meus estudos e me acompanharam ao longo deste árduo caminho até à conclusão da minha carreira.

O meu amado marido, que me impulsionou ao longo da minha carreira profissional e foi um dos principais pilares da sua realização, que sempre foi meu amigo e companheiro inseparável, com o seu apoio constante e amor incondicional.

À minha preciosa filha Valentina, para quem nenhum sacrifício é suficiente, cuja luz iluminou a minha vida e tornou o meu caminho mais claro.

OBRIGADO

Acima de tudo a Deus por me permitir alcançar mais um objetivo no meu projeto de vida.

À minha família, que é o meu maior apoio.

À Universidade Estatal de Guayaquil pelo apoio à minha formação profissional.

Dr. Hugo Behr, Diretor Geral do Hospital Clinica San Francisco, por me ter permitido realizar o meu estudo neste prestigiado hospital.

O meu orientador de tese, que partilhou comigo os seus conhecimentos e me orientou pacientemente ao longo deste projeto de investigação.

RESUMO

O objetivo deste estudo foi analisar as causas e complicações das fracturas da anca em doentes com mais de 65 anos de idade no Hospital Clínico de São Francisco, entre 2010 e 2012, através de verificação estatística, de forma a reduzir a morbilidade e mortalidade.

Estudo dos processos clínicos de 120 doentes do sexo feminino, com mais de 65 anos, com diagnóstico de fratura da anca no hospital clinica são francisco de 1 de janeiro de 2010 a 31 de dezembro de 2012.

A população quantitativa não probabilística consistiu em 120 doentes do sexo feminino com fratura da anca, com mais de 65 anos de idade, que cumpriam os critérios de inclusão do estudo e foram tratados.

Neste trabalho, pretendemos mostrar a realidade das fracturas do membro proximal do fémur na nossa área de saúde, tendo em conta a experiência clínica do tratamento das mesmas, bem como um estudo observacional, retrospetivo, descritivo, em que foram tomados os registos médicos dos doentes recebidos no serviço de urgência do hospital Clmica São Francisco e analisados os dados correspondentes às variáveis estudadas durante o período de 2010-2012.

Conhecer algumas características associadas às fracturas da anca em pacientes com mais de 65 anos internados no Hospital Clmica São Francisco por este motivo e, com base nos dados obtidos, orientar as famílias dos pacientes sobre a importância da prevenção das fracturas do fémur proximal nos idosos.

Também estudaremos a forma como a co-morbilidade no momento da fratura do fémur proximal afecta o prognóstico e a sobrevivência aos 12 meses.

Escolhi este tópico porque sei que fornecerá informações muito mais precisas sobre a qualidade de vida inicial dos doentes e as alterações antes (base) e depois (90 dias) da dependência nas actividades básicas e instrumentais da vida diária.

4

PALAVRAS-CHAVE: idosos, qualidade de vida, factores de risco.

INTRODUÇÃO

As alterações epidemiológicas e demográficas nos países industrializados e na América Latina reflectem-se no aumento das doenças crónicas degenerativas e no envelhecimento da população. A nível mundial, a Organização Mundial de Saúde (OMS) registou cerca de 6.3 milhões de pacientes que sofreram fracturas em 2012, enquanto a Organização Pan-Americana da Saúde (OPAS) afirmou, no mesmo ano, que a população idosa é a mais frequente em termos de fracturas dos membros inferiores na cabeça do fémur;u'd;is e os acidentes são as principais causas que expõem os idosos a fracturas nos membros inferiores, uma vez que é a parte do corpo que mais stress de suporte provoca em caso de acidente, seja de trânsito, doméstico ou de outra natureza. Cerca de 38% das fracturas são causadas por doenças como a osteoporose, bem como por fracturas resultantes de acidentes, pelo que mais de um quarto das pessoas afectadas são também afectadas por politraumatismos. No Equador, cerca de 2.200 idosos sofreram fracturas e foram tratados em vários estabelecimentos de saúde das principais províncias do país.

Este estudo analisa as causas e complicações das fracturas da anca em pacientes com mais de 65 anos de idade no Hospital Clinica San Francisco entre 2010 e 2012.

Portanto, espera-se que a informação sobre esta população de demanda para o hospital para atualizar e formular recomendações que servirão para desenvolver estratégias para prevenir complicações e minimizar os efeitos negativos da mortalidade, através de um estudo descritivo, transversal e retrospetivo, vamos analisar a frequência e proporção de fraturas de quadril em registros clínicos do Departamento de Hospital Clinica San Francisco, pacientes do sexo feminino com idade superior a 65 anos admitidos no período de 2010-2012.

São utilizados processos de investigação variáveis, clinicamente relevantes e comprovados, para avaliar os factores de risco associados às fracturas da anca.

Os resultados de

O estudo permitirá identificar os factores de risco que previnem as complicações, o que deverá conduzir a uma melhor gestão da qualidade de vida nesta doença.

PANORAMA HISTÓRICO DAS FRACTURAS DA ANCA

Nos clássicos da história da medicina, até ao final do século XIX, as fracturas da anca eram consideradas "intratáveis e dolorosamente fatais" e, como eram acidentes fatais, tentava-se simplesmente melhorar o estado geral dos doentes para tornar os seus "últimos" dias mais suportáveis.

Logicamente, a própria fratura é tão antiga como o próprio homem, como o demonstram as descobertas arqueológicas de fracturas consolidadas em melhor ou pior posição, e é também graças aos pictogramas e esculturas da época que foi possível deduzir os métodos de tratamento utilizados. No início do século XX, Langenbeck e depois Nicolaysen relataram os progressos no tratamento por osteossíntese com parafusos e cavilhas em 1887, mesmo antes do aparecimento dos raios X em 1925. Com a disponibilidade de materiais biocompatíveis, surgiu o pino trilaminar de Smith Ptersen que, associado ao desenvolvimento e aperfeiçoamento das técnicas cirúrgicas e radiológicas, permitiu que a osteossíntese suplantasse todos os tipos de tratamento das fracturas da anca.

Capítulo 1

O PROBLEMA

1.1 QUESTÕES

As fracturas são uma descontinuidade óssea que tem continuado a evoluir em todo o mundo e constituem um grave problema de saúde pública para a humanidade.

A Organização Mundial de Saúde (OMS) registou 6,3 milhões de casos de politraumatismos em 2012, um terço dos quais envolvendo os membros inferiores, seguidos da anca, dos membros superiores, da cabeça e de outras partes do corpo.

As principais causas de fracturas são os acidentes de viação, a osteoporose e as quedas ou acidentes, sendo a prevalência mais elevada observada nos adultos com mais de 65 anos (38%), na sua maioria devido a osteoporose ou quedas, seguindo-se a população infantil (26%) e a população adulta com menos de 65 anos, cujas principais causas são os acidentes de viação.

Os ferimentos por arma de fogo constituem um grave problema de saúde pública a nível mundial. De acordo com a OMS, estima-se que ocorram 424 000 cortes mortais por ano, o que faz com que seja a segunda principal causa de morte por ferimentos acidentais. 37,3 milhões de cortes por ano não são mortais, mas requerem cuidados médicos. A morbilidade mais elevada registase entre as pessoas com mais de 65 anos, os jovens entre os 15 e os 29 anos e as pessoas com menos de 15 anos.

A prevalência de quedas nos idosos varia entre 30% e 50%, com uma incidência anual de 25-35%. Dez a 25% das quedas entre os idosos resultam em fracturas e 5% requerem hospitalização.

O Ministério da Saúde equatoriano não dispõe de registos específicos dos pacientes que sofrem de fracturas, alguns dos quais são tratados por curandeiros, métodos alternativos sobadores, estimando-se que, em 2013, 2.200 pacientes adultos idosos sofriam de fracturas.

1.2 JUSTIFICAÇÃO DA INVESTIGAÇÃO

Neste estudo, pretendemos mostrar a realidade das fracturas proximais do membro femoral no nosso sector da saúde, tendo em conta a experiência clínica do tratamento das mesmas, bem como um estudo observacional, retrospetivo, descritivo, em que são registados os processos clínicos dos doentes admitidos no serviço de urgência do Hospital Clmica São Francisco e estudados os dados correspondentes às variáveis durante o período de 2010-2012.

Identificar algumas das características associadas às fracturas da anca em doentes com mais de 65 anos internados por este motivo no Hospital Clmica São Francisco e, com base nos dados obtidos, orientar os familiares dos doentes sobre a importância da prevenção das fracturas do fémur proximal na população idosa.

O objetivo deste estudo é determinar os motivos de internamento e a taxa de morbilidade atual dos doentes internados na urgência do Hospital Clmica São

Francisco por fracturas da anca. Será criada uma ficha de recolha de dados em Excel, na qual a informação recolhida será apresentada em forma de tabela e serão aplicadas funções estatísticas para obtenção dos resultados. Estudaremos também de que forma a co-morbilidade no momento da apresentação de uma fratura proximal do fémur afecta o prognóstico e a sobrevivência aos 12 meses.

Este estudo fornecerá igualmente informações sobre a qualidade de vida inicial dos doentes e sobre as alterações antes (basal) e depois (após 90 dias) da operação em termos de dependência nas actividades básicas e instrumentais da vida diária, nomeadamente para estabelecer uma análise que contenha informações relevantes para o tratamento de futuros doentes internados.

1.3 QUESTÕES

Natureza: trata-se de um estudo fundamental, baseado na observação e descrição indirectas.

Domínio: saúde pública.

Área: Hospital Clinica San Francisco Emergency

Aspeto: fracturas da anca.

Tema de investigação: Fratura da anca: causas e complicações em mulheres com mais de 65 anos, estudo realizado no Hospital Clinica San Francisco em 2010-2012.

Localização: Hospital Clmica São Francisco.

1.4 FORMULAÇÃO DO PROBLEMA

Como é que os factores de risco influenciam a ocorrência de uma fratura da anca em mulheres com mais de 65 anos atendidas nos serviços de urgência do Hospital Clmica de São Francisco em 2010-2012?

1.5 OBJECTIVOS.

1.5.1 OBJECTIVO GERAL

Análise das causas e complicações das fracturas da anca em doentes do sexo feminino com mais de 65 anos, no Hospital Clmica de São Francisco, entre 2010 e 2012, com recurso a uma revisão estatística para redução da morbilidade e mortalidade.

1.5.2 OBJECTIVOS ESPECÍFICOS

1.   Análise das contribuições profissionais e científicas para a abordagem deste problema de investigação.

2.   Identificar as principais causas de fracturas da anca em pacientes do sexo feminino com mais de 65 anos e determinar as complicações e o prognóstico dos procedimentos realizados.

3.   Elaborar uma proposta para reduzir a morbilidade e a qualidade de vida destes doentes.

Capítulo 2

QUADRO TEÓRICO

TESTE DE HIPÓTESES

No processo de investigação, comecei por colocar a hipótese de que as complicações das fracturas da anca estavam ligadas à presença de factores de risco.

2.1 PRESSUPOSTO CENTRAL

Trabalharemos com uma hipótese nula ou uma hipótese alternativa formulada da seguinte forma:

Hipótese nula (H0): As complicações das fracturas da anca não estão relacionadas com a presença de factores de risco.

Hipótese alternativa (H1): As complicações das fracturas da anca estão relacionadas com a presença de factores de risco.

Variável independente : Fratura da anca

Variável dependente: causas e complicações em mulheres com mais de 65 anos.

2.2 FRACTURAS DO FÉMUR PROXIMAL NOS IDOSOS

2.2.1 . DESCRIÇÃO ANATÓMICA

O terço proximal do fémur é constituído por uma cabeça esférica ligada por um colo com cerca de 5 cm de comprimento ao trocânter, ele próprio constituído por duas projecções ósseas, o trocânter maior (externo e superior) e o trocânter menor (interno e inferior), nos quais se inserem poderosos grupos musculares responsáveis pela mobilidade e estabilidade desta articulação (Milanito RG. 2008).

O fémur proximal é o componente distal da articulação da anca ou articulação coxofemoral. Juntamente com a cavidade acetabular do osso ilíaco, formam uma articulação sinovial extremamente congruente e móvel em todos os planos, uma enartrose. O ângulo formado pelo colo do fémur com a diáfise é de aproximadamente 130° (+/- 7°) e tem uma anteversão de 10° (+/-7°), parâmetros anatómicos nos quais se baseia a redução cirúrgica das fracturas (Miyamoto RG. 2008).

O principal suprimento sanguíneo para a cabeça do fémur é fornecido pelos ramos terminais da artéria circunflexa póstero-medial 8,9, que fornece dois terços da cabeça do fémur. Deriva da artéria femoral profunda, que passa entre o psoas e o pectoral, através da base do colo femoral extracapsular e proximal ao trocânter menor (Figura 2). A artéria do ligamento redondo e um ramo da artéria obturadora completam o fornecimento à cabeça do fémur (Miyamoto RG. 2008).

2.2.2 FACTORES DE RISCO

•   **Idade**: são mais frequentes nos idosos. A sua frequência aumenta exponencialmente após os 50 anos (Parker M, Johansen A. Hip Fracture. *BMJ* 2006).

•   **Sexo: a** frequência das fracturas da anca é maior nas mulheres do que nos homens, numa proporção de 3:1. Isto deve-se ao facto de as mulheres terem uma bacia mais larga, com tendência para a coxa vara (maior braço de alavanca) e um colo do fémur mais estreito. São mais frequentemente afectadas pela osteoporose, que também começa mais cedo. São menos activas do que os homens da mesma idade e têm uma taxa de sobrevivência mais longa. Esta relação inverte-se no caso das fracturas da anca nos jovens, que são mais frequentes nos homens (Parker M, Johansen A. Hip Fracture. *BMJ* 2006).

• **Raça:** maior incidência em caucasianos (Parker M, Johansen A. Hip Fracture. *BMJ* 2006).

• **Densidade óssea: a densidade óssea é, desde há** muito, considerada um dos principais factores determinantes do risco de fratura da anca. Segundo alguns autores, a osteoporose é um fator de risco conhecido. No entanto, outros demonstraram que a osteoporose, que se pensa estar presente na população de risco, não é mais comum nestas pessoas do que nos seus controlos com a mesma idade (Parker M, Johansen A. Hip Fracture. *BMJ* 2006).

• **Corpulência:** doentes com uma constituição magra e peso abaixo da média da população (Parker M, Johansen A. Hip Fracture. *BMJ* 2006).

• **Malnutrição**

• **Alterações da função neuromuscular:** uma redução do tempo de reação, que limita a possibilidade de reacções de proteção, aumenta a probabilidade de uma queda resultar numa fratura da anca.

• **Fratura da anca num membro:** aumenta o risco de fratura da anca no membro contralateral. (Parker M, Johansen A. Hip fracture. *BMJ* 2006)

• **Inatividade física:** pouca atividade física.

• **Medicamentos psicotrópicos:** a toma de hipnóticos, ansiolíticos ou antidepressivos aumenta o risco de queda e o risco de a queda provocar uma fratura (Parker M, Johansen A. Hip Fracture. *BMJ* 2006).

2.2.3 CLASSIFICAÇÃO DAS FRACTURAS

As fracturas da anca são classificadas de acordo com diferentes critérios. O mais utilizado é a classificação anatómica, que as classifica de acordo com a localização do traço de fratura. De acordo com este critério, são classificadas como intracapsulares ou extracapsulares (Gullberg B, Johnell O, Kanis JA.World-wide projections for hip fracture. Osteoporosis Int 1997) As fracturas intracapsulares incluem : - fracturas da cabeça do fémur.

- Sub-capitais.

- Transcervical ou medico-cervical.

- Informações de base

As fracturas extracapsulares dividem-se em dois subtipos:

- Intertrocânter (pertrocânter).

- Subtrocantérica.

A distinção entre fracturas intracapsulares e extracapsulares é de importância prognóstica.

As fracturas do colo do fémur podem ser classificadas de forma mais precisa de acordo com a gravidade e o grau de estabilidade, utilizando a classificação de Garden:

- Tipo I: impacto em valgo da cabeça do fémur.

- Tipo II: Fratura completa, mas não deslocada.

- Tipo III: Deslocamento em varo da cabeça do fémur.

- Tipo IV: perda total de continuidade entre os dois fragmentos.

As fracturas intertrocantéricas extracapsulares podem ser classificadas de acordo com a classificação de Tronzo:

- Tipo I: fratura incompleta do trocânter.

- Tipo II: fratura de ambos os trocânteres sem fragmentação.

- Tipo III: fratura cominutiva com descolamento do trocânter menor; a extremidade inferior do colo do fémur encontra-se no canal medular da diáfise femoral e a parede posterior está fracturada.

- Tipo IV: fratura cominutiva com a extremidade inferior do colo fora da diáfise, medial; maior fragmentação posterior.

- Tipo V: trocânter com inclinação invertida da linha de fratura, a diáfise é deslocada para dentro (inversão do tipo I). (Gullberg B, Johnell O, Kanis JA.World-wide projections for hip fracture. Osteoporosis Int 1997)

1.1.4 EPIDEMIOLOGIA

Em Espanha, existem numerosos estudos epidemiológicos que descrevem a incidência de fracturas da anca. Na maioria dos casos, trata-se de estudos retrospectivos e locais, e a incidência situa-se entre 301 e 897/105 habitantes, valores inferiores aos de outros países europeus ou dos Estados Unidos (Morales-Torres J, 2004).

Vários estudos publicados nos Estados Unidos e no Canadá sugeriram a possibilidade de um efeito de idade, um efeito de penodo ou um efeito de coorte de nascimento, nas alterações da incidência de fracturas da anca.

Na América Latina, a incidência anual bruta de fracturas da anca foi de 49,5 por

100.000 habitantes (34,8 por 100.000 homens e 63,2 por 100.000 mulheres). Em geral, o número de fracturas da anca e a sua incidência aumentaram exponencialmente com a idade em ambos os sexos. No entanto, o aumento foi mais acentuado nas mulheres. Estes resultados mostram uma baixa incidência de fracturas da anca no Equador e diferenças geográficas nas taxas de fratura da anca na América Latina. Dado o envelhecimento da população do Equador, esta informação é de interesse para as autoridades de saúde no desenvolvimento e implementação de estratégias de prevenção para reduzir o peso das fracturas da anca num futuro próximo (Tr;ium;ilologi;i., 2010).

Esta investigação fornecerá informações actualizadas sobre as causas e complicações das fracturas da anca no Hospital Clmica de São Francisco.

1.1.5 QUADRO CLÍNICO

A apresentação clínica c;ir;iclenslic;i ocorre frequentemente em doentes idosos, geralmente do sexo feminino, com diferentes graus de demência, que referem ter sofrido um c;u'd;i que atingiu uma das suas ancas. A pessoa queixa-se normalmente de dores fortes na anca afetada e só consegue andar com dificuldade, se é que consegue. O exame físico revela que o membro afetado está encurtado e em rotação externa). A doente apresenta-se geralmente com dores localizadas na anca e mobilidade reduzida do membro afetado.

(Fortune J., J. Paulos, C. Liendo. 1997). 1997. Ortopedia e traumatologia. Ediciones Universidad Catolica de Chile, segunda edição).

Em casos raros, um doente com uma fratura da anca pode andar normalmente e referir apenas uma dor vaga nas nádegas, joelhos, coxas, virilhas ou costas. Muitas vezes, estes doentes não referem antecedentes de traumatismo, especialmente se tiverem algum grau de défice cognitivo. Além disso, estes doentes podem apresentar lesões adicionais, tais como lesões da pele e do couro cabeludo, entorses, etc., que mascaram a patologia da anca e desviam a atenção do médico. (Fortune J., J. Paulos, C. Liendo. 1997. Ortopedia e traumatologia. Ediciones Universidad Catolica de Chile, segunda edição).

1.1.6 ABORDAGEM TERAPÊUTICA

Atualmente, praticamente todas as fracturas do fémur proximal são tratadas cirurgicamente. O tratamento conservador é reservado aos doentes cujo estado geral é muito mau e/ou que apresentam um risco de morte anestésico/cirúrgico muito elevado, uma vez que o tratamento conservador destas lesões condena os doentes a um repouso prolongado na cama, com complicações potencialmente fatais.

1.1.7 POSSIBILIDADES DE FUNCIONAMENTO

Existem várias opções de tratamento, mas estas dividem-se em dois grupos principais:

- Osteossíntese: parafusos canulados, DHS (parafuso dinâmico da anca ou parafuso deslizante da anca).
- Artroplastia: total ou hemiartroplastia (uni ou bipolar)

EOSYNTHESIS ORIENTALE - são parafusos canulados para as fracturas não deslocadas, normalmente são colocados três parafusos paralelos, o doente deve permanecer em descarga ou com carga parcial até aparecerem sinais de consolidação radiológica. Por outro lado, o parafuso deslizante da anca é uma opção para as fracturas da base, embora por vezes tenhamos de acrescentar um parafuso anti-rotação para evitar a rotação da cabeça femoral.

tem um maior impacto na vascularização. A abordagem e a cirurgia são mais agressivas do que a opção anterior (Gajardo C., A. Pacheco, R. Valdes, 2004).

ARTROPLASTIA - A grande maioria das fracturas subcapitais são tratadas por esta técnica, sobretudo em doentes idosos em que é importante recuperar rapidamente a função anterior e em que muitas vezes é impossível aliviar o peso do membro. Pode ser utilizada uma prótese total ou uma hemiartroplastia. A escolha da técnica depende do nível funcional prévio do paciente e da sua esperança de vida (Gajardo C., A. Pacheco, R. Valdes, 2004).

2.3 REABILITAÇÃO E ABORDAGEM MULTIDISCIPLINAR: CONCEITOS GERAIS

O objetivo geral do tratamento é que o doente seja sedado o mais rapidamente possível, daí a importância de uma operação precoce, e também que possa iniciar o bipedalismo precocemente, para o que a escolha da técnica cirúrgica e o apoio precoce do grupo de reabilitação são decisivos.

Os familiares e os prestadores de cuidados devem ser sensibilizados para estes pontos, pois podem contribuir de forma decisiva para um melhor resultado.

Aquando da alta hospitalar, é importante sublinhar a importância da utilização de analgésicos para que a reabilitação progrida mais rapidamente.

A reabilitação de marcação começa geralmente com um andarilho, passa depois para duas bengalas, depois para uma bengala e, finalmente, as ajudas são retiradas definitivamente 2-3 meses após a operação, pelo menos em casa (Johnell O, JA. Kanis, 2004).

2.4 PROGNÓSTICO FUNCIONAL E VITAL

Temos de ser rigorosos na definição do termo "recuperação funcional", uma vez que uma fratura da anca pode afetar todas as áreas funcionais do idoso. O nosso objetivo deve ser que o doente recupere a capacidade de andar e de realizar as actividades da vida diária que tinha antes da fratura. Para avaliar a consecução dos objectivos propostos para cada doente, é, pois, essencial conhecer, em cada um dos domínios que determinam a função global, o que era antes da fratura, utilizando escalas validadas para avaliar o nível.

desenvolvimento. Só então podemos avaliar com certeza o que a lesão significou na sua vida (Johnell O, JA. Kanis, 2004).

2.5 SÍNDROMA DO ENVELHECIMENTO

A depressão é um estado de espírito triste, uma perturbação do humor em que a tristeza é patológica, desproporcionada e profunda, e abandona todo o ser. O doente deprimido perde o interesse e até a ilusão de viver, e sente-se incapaz de prosseguir as suas actividades anteriores ou de se entusiasmar com o que quer que seja. À tristeza podem estar associados outros sintomas somáticos, como perturbações do apetite e do sono ou alterações do pensamento, que podem agravar ainda mais o quadro.

As pessoas mais velhas têm mais dificuldade em reconhecer os sintomas emocionais perante os outros e em dizer que estão tristes. É raro que consultem um médico por este motivo; é mais frequente tratar-se de sintomas somáticos ou mesmo de hipocondria. A depressão pode também afetar as funções cognitivas, como a concentração e a memória, o que dificulta a sua avaliação. Os problemas cognitivos aparecem muitas vezes antes da depressão, o que torna mais difícil o diagnóstico e o controlo da evolução da depressão. A presença de outras doenças, nomeadamente vasculares, e a utilização de medicamentos são outros factores que contribuem para a síndrome depressiva nos idosos e que apresentam características particulares que devem ser tidas em conta. Os factores de risco próprios do doente para o desenvolvimento da depressão são: o sexo; é mais frequente nas mulheres, a idade, o envelhecimento do cérebro provoca um funcionamento deficiente dos três sistemas de neurotransmissores implicados no desenvolvimento da depressão: o sistema serotoninérgico, o sistema noradrenérgico e o sistema dopaminérgico (Donnell S, Cranney A, 2006).

2.6 . QUALIDADE DE VIDA

As doenças afectam em diferentes graus os aspectos físicos, psicológicos, emocionais, familiares e/ou profissionais da vida de um doente. Através do tratamento, tentamos restabelecer a normalidade, o que por vezes é completamente bem sucedido e outras vezes apenas parcialmente. A avaliação que um doente faz da mesma doença e das medidas terapêuticas varia consideravelmente de uma pessoa para outra. Estas avaliações são difíceis de avaliar e, sobretudo, de quantificar. É por isso que se considera a possibilidade de medir o estado de saúde através de instrumentos (questionários) que requerem uma validação prévia (Laufer Y. , M. Lahav , R. Lenger E. Spresher , 2005).

Os parâmetros morfológicos, analíticos e funcionais são geralmente utilizados para avaliar o grau de lesão e as eventuais alterações após o tratamento, complementados pela impressão do médico assistente. Este último aspeto, que se reflecte na história, tem um valor inegável para um determinado doente tratado pelo seu médico, mas é evidente que esta avaliação pessoal não pode ser tida em conta em estudos colectivos sobre a evolução de uma doença ou para medir e comparar resultados terapêuticos em ensaios clínicos. A subjetividade da avaliação do médico de família e a notável dificuldade de avaliação quantitativa não permitem definir parâmetros que possam ser comparados. Em primeiro lugar, a OMS define a qualidade de vida como "a perceção adequada e correcta que uma pessoa tem de si própria no contexto cultural e de valores em que se encontra, no que diz respeito aos seus objectivos, padrões, esperanças e preocupações. Esta perceção pode ser influenciada pela saúde física e mental, pelo grau de independência e pelas relações sociais".

2.7 QUALIDADE DE VIDA EM IDOSOS COM FRACTURAS DA ANCA

Por várias razões, foram publicados poucos estudos sobre este assunto. Em primeiro lugar, porque até há pouco tempo dispúnhamos de poucos dados sobre o estado de saúde da população em geral com mais de 70 anos para comparar com um grupo específico de doentes e, em segundo lugar, porque uma fratura é um processo agudo, muitos clínicos questionaram a validade dos resultados destes testes, realizados no momento da fratura e utilizados como referência para o "estado de saúde pré-fratura". Atualmente, a validade destes testes realizados no momento da fratura é aceite desde que o doente seja mentalmente capaz de responder aos mesmos, uma vez que não existe outra forma de avaliar as alterações na qualidade de vida causadas por um processo agudo.

2.8 POSSÍVEIS COMPLICAÇÕES DAS FRACTURAS

2.8.1SIN1)R()ME DE EMBOLIA GORDA (SECA)

Presença de glóbulos de gordura em tecidos e órgãos após lesão esquelética traumática.

As fracturas mais comuns que conduzem à ESG são as fracturas dos ossos longos, das costelas, da tíbia e da bacia, bem como as fracturas causadas por esmagamento ou por complicações após a implantação de uma prótese articular.

Fisiopatologia - No momento da rutura, inúmeros glóbulos de gordura podem passar para a corrente sanguínea porque :

- A pressão na medula óssea é mais elevada do que nos capilares, porque a reação de stress aumenta a concentração de catecolaminas (que provocam a mobilização de ácidos gordos e promovem o aparecimento de glóbulos de gordura na corrente sanguínea). Estes combinam-se com as plaquetas sanguíneas para formar êmbolos, que bloqueiam os pequenos vasos sanguíneos que irrigam o cérebro, os pulmões, os rins e outros órgãos. São uma das principais causas de morte.

Manifestações clínicas: Início rápido dos sintomas (geralmente nas primeiras 24 a 72 horas), mas também pode ocorrer dentro de horas a uma semana após a lesão: Alterações cerebrais: Comportamento anormal que vai desde uma ligeira agitação e confusão até ao delírio e coma (Ware JE, CD Sherbourne, 1992).

2.8.2 DOENÇAS RESPIRATÓRIAS

Estas incluem taquipneia, dispneia, crepitações, pieira, dor precordial no peito, expetoração espessa e esbranquiçada e taquicardia.

- A obstrução de um grande número de vasos microscópicos aumenta a pressão pulmonar. O edema e a hemorragia nos alvéolos limitam o transporte de oxigénio e provocam hipoxia ($PO2$ no sangue arterial < 60 mmHg).

- Pele pálida (em caso de embolia sanguínea).

- Petéquias nas membranas mucosas das bochechas, conjuntivas, peito, palato duro, etc.

- Temperatura superior a 39,5°C.

- Lípidos livres na urina (se a embolia atingir os rins)

Tratamento

Assistência respiratória: (a introdução precoce é essencial).

- Administrar concentrações elevadas de O2.

- Corticosteróides no tratamento da pneumonia e no controlo do edema pulmonar.

- Ventilação controlada por volume com pressão expiratória positiva para prevenir ou tratar o edema pulmonar (CEPAP).

- Correção da acidose. Administração de bicarbonato de estanho por via intravenosa.

- Correção de perturbações homeostáticas: Manter registos precisos do consumo e da utilização para permitir um tratamento adequado de substituição de fluidos.

- Morfina - Para aliviar a ansiedade e a dor em doentes com respiração artificial. Prevenção A imobilização imediata das fracturas, a manipulação mínima das fracturas e o apoio adequado dos ossos fracturados durante a rotação do corpo e as mudanças de posição são medidas que geralmente reduzem a ocorrência de embolia gorda. É por isso que a monitorização de doentes de alto risco é tão importante (Alarcon T, Gonzalez-Montalvo Ji, 2004).

2.8.3SIM)ESPACE ROME (SC)

Tem o efeito de reduzir a circulação capilar para níveis inferiores aos necessários para a viabilidade dos tecidos. O doente sente uma dor profunda e lancinante que não cede com opiáceos. Ocorre mais frequentemente nas seguintes áreas: O braço e a perna, fracturas do úmero distal e da tíbia proximal.

Fisiopatologia - Existem duas causas fundamentais para a redução do fornecimento de sangue aos tecidos:

- Redução do compartimento muscular (devido à utilização de talas,

27

ligaduras ou pensos constritivos, tração excessiva, etc.).

• Aumento do conteúdo do compartimento aponeurótico devido a edema ou hemorragia (em ligação com fracturas ou contusões).

O edema é uma reação dos tecidos moles à área de trauma e pode aumentar a pressão nos compartimentos. Isto pode criar uma pressão tal que o fluxo sanguíneo é impedido e ocorre uma oclusão venosa (aumentando o edema). A pressão pode aumentar ao ponto de reduzir a microcirculação, levando à anóxia e à necrose muscular e nervosa. Os compartimentos dos músculos do antebraço e da perna são

que são os mais afectados. A isquémia pode ocorrer 4 a 12 horas após o início da doença e a função destes músculos pode perder-se se a situação anóxica se prolongar por mais de 6 horas.

Manifestações clínicas - Realizar exames neuromusculares regulares em doentes com fracturas.

Os 6 P's são c;ir;iclerislic;is de SC imediato:

1. parestesia (dormência e formigueiro).

2. Dor distal à lesão e não aliviada por analgésicos narcóticos.

3. Pressão alta da multidão.

4. Palidez, frio e perda da cor normal das extremidades. Os leitos ungueais cianóticos indicam congestão venosa.

5. Paralisia ou perda de função (indica lesão nervosa).

6. Ausência ou diminuição/ausência de pulsos periféricos. Avaliar a excreção urinária, uma vez que a mioglobina libertada pelas células musculares lesadas

pode ficar retida nos túbulos renais devido ao seu elevado peso molecular. Grandes quantidades de mioglobinemia podem causar necrose tubular aguda, levando à insuficiência renal aguda (IRA).

Os sinais de mioglobinémia são Urina escura, vermelho-acastanhada Sinais clínicos associados à IR aguda: oligúria, anúria.

Tratamento: limitar o inchaço afrouxando ou libertando os dispositivos restritivos (ligaduras ou gessos).

Se as medidas conservadoras não conseguirem restabelecer o fornecimento de sangue ao coração e aliviar a dor em menos de uma hora, pode ser necessária uma descompressão cirúrgica (lascioloinie) do compartimento afetado (a área é deixada aberta durante vários dias para permitir uma expansão adequada do tecido muscular). Em caso de SC grave, pode ser necessário amputar o membro para reduzir a mioglobinémia ou substituir um membro não funcional por uma prótese. Prevenção Não elevar o membro acima da zona do coração. Isto pode aumentar a pressão venosa e impedir a circulação arterial. Não aplicar gelo ou compressas frias. Estas podem causar vasoconstrição e agravar a síndrome (Alarcon T, Gonzalez-Montalvo Ji, 2004).

2.8.4 TROMBOSE VENOSA PROFUNDA

As veias dos membros inferiores e da pélvis são muito vulneráveis à formação de trombos após uma fratura, especialmente uma fratura da anca.

Etiologia^a.

Os factores predisponentes são

- Estase venosa (fluxo venoso reduzido) - Causada por gessos ou tração incorretamente aplicados. É agravada pela inatividade dos músculos que normalmente promovem o retorno do sangue venoso às extremidades.

- Pressão local sobre uma veia.

- Imobilidade.

- Para repouso na cama.

Manifestações clínicas

- Afecta principalmente as veias da perna e da coxa. O coágulo pode bloquear a circulação sanguínea. Se o coágulo se soltar e se deslocar pela corrente sanguínea, pode ficar preso no cérebro, nos pulmões, no coração ou noutras zonas, provocando lesões graves devido a uma embolia.

- Alteração da cor da pele numa extremidade (vermelhidão).

- Aumento do calor numa das extremidades.

- Dor nos membros, num só membro.

- Sensibilidade apenas numa extremidade.

- Edema de um único membro.

Tratamento: Devido ao elevado risco de trombose venosa nos doentes com mobilidade reduzida, podem ser prescritos medicamentos anticoagulantes (aspirina, varfarina ou heparina) como profilaxia. Prevenção: Usar meias de compressão elástica (meias anti-embolismo). Utilizar dispositivos de compressão sequenciais. Instruir o doente a mobilizar os dedos ou os pés do membro afetado (flexão plantar e/ou dorsal) e a fazer exercícios com os membros não afectados. - (Alarcon T, Gonzalez-Montalvo Ji, 2004)

2.9 INFECÇÕES

Todas as fracturas abertas são consideradas contaminadas. A fixação interna de fracturas acarreta um risco de infeção, uma vez que envolve tecido desvitalizado e contaminado; um ambiente ideal para muitos agentes patogénicos comuns (incluindo bacilos anaeróbios) (Tidemark J, Ponzer S, Svensson O.2003).

2.9.11 INFECÇÃO DEVIDO A OSTEOMIELITE

Etiologia: a causa deve-se geralmente a um desbridamento inicial inadequado e a uma manipulação cirúrgica excessiva. O risco de infeção depende em grande medida da lesão dos tecidos moles associada. O risco varia entre 0-2% para as fracturas fechadas e 10-25% para as fracturas abertas. Na presença de lesões vasculares, a taxa de infeção aumenta para 50%.

Manifestações clínicas

- Sensibilidade

- Dor

- Vermelhidão

- Calor local

- Edema

- Drenagem purulenta

- Febncula

- Mal-estar geral

Antibioticoterapia - Devem ser administrados antibióticos eficazes contra bactérias gram-positivas e gram-negativas durante 48 a 72 horas, enquanto se aguardam os resultados das culturas. Se estas forem negativas, a administração destes medicamentos é suspensa. Se forem positivos, continuam a ser administrados consoante a sensibilidade do germe cultivado.

Prevenção Durante a operação, a ferida aberta pode ser lavada com uma solução antibiótica. As fracturas expostas requerem um desbridamento cirúrgico agressivo (a remoção de tecido desvitalizado deve incluir pele, tecido celular subcutâneo, fáscia muscular, músculos e pequenos fragmentos de osso, bem como qualquer material estranho presente na ferida).

No pós-operatório, são administrados antibióticos intravenosos durante 3 a 7 dias. A equipa de enfermagem deve avaliar cada doente e procurar sinais deste problema (Tidemark J, Ponzer S, Svensson O. 2003).

2.9.21 *INFECÇÃO POR GANGRENA GASOSA*

Etioiogia - Infeção causada pela bactéria anaeróbia Clostridium welchii, que se desenvolve em feridas profundas onde a oxigenação é limitada devido a traumatismos musculares.

O risco é maior em: fracturas complicadas, fracturas abertas, feridas feitas com uma serra mecânica, talhantes ou embaladores de carne. A contaminação e a infeção tóxica são rapidamente progressivas e fulminantes, podendo propagar-se aos tecidos adjacentes e tornar-se sistémica.

Manifestações clínicas

- Escalofnos
- Febre

- Dores intensas

- Edema

- Alterações na ferida: bolhas de gás

- Hipotensão e taquicardia

- Aumento da frequência respiratória

- Perturbação do processo cognitivo ou do processo de pensamento

- Odor caraterístico: frutado e doce

Tratamento

- Desbridar e irrigar a ferida imediatamente.

- Administração de antibióticos.

- Tratamento em câmara hiperbárica :

- Expor o doente a 100% de O2 durante 1 a 2 horas.

- Aumento da saturação de O2 nos tecidos

- Destruição de bactérias anaeróbias.

- Amputação dos membros afectados (Tidemark J, Ponzer S, Svensson O.2003).

2.10 PREVENÇÃO DE NOVAS FRACTURAS

A identificação e o tratamento dos factores de risco modificáveis, incluindo a osteoporose, são essenciais para prevenir as fracturas da anca. A osteoporose é provavelmente a principal doença associada às fracturas da anca. A prevenção é, por conseguinte, essencial para reduzir o risco de osteoporose, nomeadamente nas mulheres pós-menopáusicas. Os médicos de clínica geral devem manter um elevado índice de suspeição para detetar a osteoporose em mulheres pós-menopáusicas com factores de risco e tratar a doença, se necessário. (Zuniga C., 2005)

CAPÍTULO III
QUADRO METODOLÓGICO
3.1 TIPO DE ESTUDO

Trata-se de um estudo prospetivo longitudinal observacional de 120 mulheres com mais de 65 anos, vítimas de fratura da anca, admitidas sucessivamente no serviço de urgência do Hospital Clmica de São Francisco, no dia da admissão.

3.2 A fórmula da dimensão da amostra é aplicada para determinar a parte da população à qual a técnica de recolha de dados deve ser aplicada.

A pesquisa basear-se-á em 4 critérios:

1. Tipo de fratura mais frequente em doentes do sexo feminino com mais de 65 anos internadas no Hospital Clmica de S. Francisco 20102012.
2. Causas deste tipo de fratura em doentes com mais de 65 anos internados no Hospital Clmica de S. Francisco, 2010-2012.
3. Complicações mais frequentes nos doentes submetidos a cirurgia de fratura no Hospital Clmica São Francisco em 2010-2012.
4. Evolução dos doentes operados a fracturas no Hospital Clmica São Francisco, 2010-2012.

4.1.1 FÓRMULA PARA DETERMINAR A AMOSTRA.

n = dimensão da amostra

N = valor da população Fórmula para calcular a amostra

Z = valor crítico correspondente a um coeficiente de confiança para o qual se pretende efetuar o estudo.

P = quota proporcional da ocorrência de um acontecimento.

q = parte proporcional da não realização de um acontecimento

E = erro do mestre.

4.1.2 FÓRMULA CALCULADA

Estudantes

N= 700 alunos

Z= para um nível de confiança de 95% =1,96

p= 50%=0.50

q= (1-p)= (1-0,50)=0,50

E= 5% = 0.05%

$$N: \frac{1,96^2 \, x120 \, x \, 0,05 \, x \, 0,95}{119 \, x \, 0,05^2 + 1,96^2 \, x0,05 \, x \, 0,95}$$

n= 45.62

3.3 VARIÁVEIS PERCEPCIONADAS

- Tipo de fratura :

- -Extracapsular proximal do trocânter menor (pertrocantal ou basicervical).

- Extracapsular distal do trocânter menor (subtrocantérica)

- -intracapsular (subcapital)

- Tratamento cirúrgico aplicado.

• Osteossíntese curta (haste endomedular curta, prótese extramedular ou parafusos cervicotrocantéricos canulados) para fracturas extracapsulares proximais do trocânter menor e fracturas dos nervos da base. Os parafusos canulados têm sido utilizados para fracturas intracapsulares de deslocamento mínimo em doentes com menos de 80 anos de idade.

• Osteossíntese longa (haste endomedular longa) Para fracturas extracapsulares distais do trocânter menor.

• Artroplastia (completa ou parcial) em caso de fratura intracapsular deslocada e em caso de fratura não deslocada, se o doente tiver mais de 80 anos.

> Tempo de hospitalização em dias.

3.4 ANÁLISE ESTATÍSTICA

Os dados recolhidos dos registos médicos são apresentados sob a forma de tabelas, indicando a frequência de cada item e a percentagem de incidência correspondente. Em seguida, é criado um gráfico de pizza para cada tabela, a fim de representar graficamente os dados numéricos.

Por último, é efectuada uma análise descritiva dos resultados dos dados numéricos obtidos no quadro.

CRITÉRIOS DE ANÁLISE 1 - TIPOS DE RUPTURA

	TIPOS DE FRACTURA		
	FRACTURA DA CABEÇA DO FÉMUR	FRACTURA DO COLO DO FÉMUR	INTERTROCANTERICAS
PROCEDIMENTO	40	27	33
FREQUÊNCIA	18	12	15

Tipos de fratura

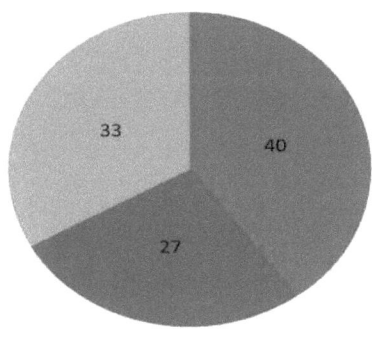

FRACTURA DA CABEÇA DO FÉMUR

FRACTURA DO COLO DO FÉMUR

ANÁLISE

O gráfico acima mostra que 40% dos doentes tinham uma fratura da cabeça do fémur, 33% uma fratura do colo do fémur e 27% uma fratura intertrocantérica.

CRITÉRIO 2: FAIXA ETÁRIA

	Faixa etária			
	65 a 70 anos	71 a 75 anos	76 a 80 anos	>80 anos
Percentagem	9	22	45	24
Frequência	4	10	20	11

DOMÍNIO DA IDADE

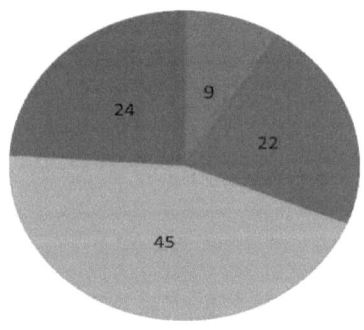

65 A 70 ANOS

71 A 75 ANOS

76 A 80 ANOS

■ >80 ANOS

ANÁLISE

O gráfico acima mostra que 45% das mulheres com idades compreendidas entre os 76 e os 80 anos são internadas com o diagnóstico de fratura da anca, tal como 9% das doentes com idades compreendidas entre os 65 e os 70 anos.

CRITÉRIO 3: FACTORES DE RISCO

FACTORES DE RISCO			
	SI	NEOPLASIAS	OSTEOPOROSE
PROCEDIMENTO	56	20	24
FREQUÊNCIA	25	9	11

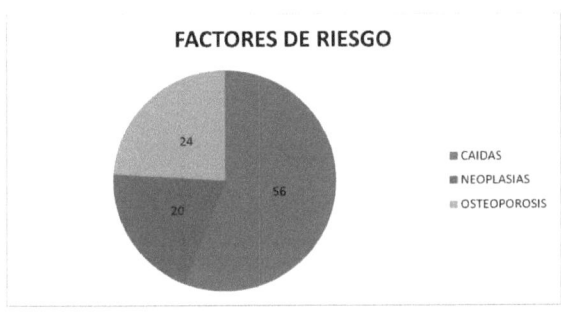

ANÁLISE

O gráfico acima mostra que 56% dos factores de risco estão ligados às quedas, seguidos da osteoporose e das neoplasias, que apresentam as diferenças mais pequenas.

CRITÉRIO 4: COMPLICAÇÕES

Complicações			
	Trombose venosa profunda	Pneumonia	Simples
Percentagem	16	27	57
Frequência	7	12	26

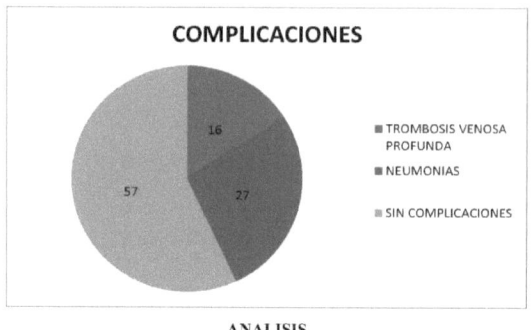

ANALISIS

O gráfico acima mostra que 57% não tiveram complicações após uma recuperação rigorosa, seguidos de 27% com pneumonia e 16% com trombose venosa profunda.

CRITÉRIO 5: GRAU DE VALORIZAÇÃO

GRAUS DE RECUPERAÇÃO

	EXCELENTE	BUENOS	MODERADO	RUIM	FALHA
PROCEDIMENTO	24	36	22	11	7
FREQUÊNCIAS	11	16	10	5	3

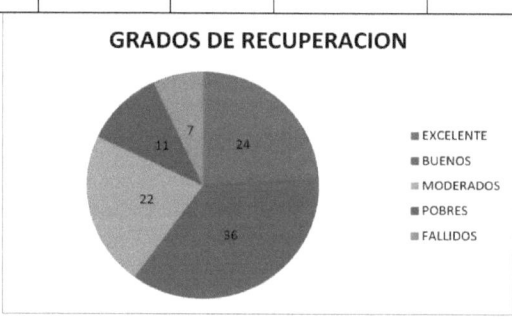

ANALISIS

O gráfico acima mostra que 24% recuperaram perfeitamente após o tratamento em questão, 36% recuperaram bem e 7% falharam.

CAPÍTULO IV

PROPOSTA

Entre as minhas propostas, destacam-se principalmente a conversa informativa e paliativa para o pessoal médico, enfermeiros e prestadores de cuidados na atenção e cuidados de doentes com uma fratura da anca à chegada à urgência, como quiro e pós-cirúrgico. Com base no tempo de admissão do paciente dar analgesia adequada e apropriada para bloquear o nervo adicional para aliviar a dor, infusão de fluidos intravenosos, controle do equilíbrio de fluidos um ponto importante a avaliação de lesões associadas e condições médicas, a rápida transferência do mesmo e a avaliação e cuidados de áreas de pressão. Para os zinzoides, nas 48 horas seguintes à admissão, profilaxia antibiótica perioperatória e oxigenoterapia perioperatória adicional. Suporte nutricional pós-operatório na fase pós-operatória imediata, suporte nutricional e profilaxia tromboembólica, reabilitação precoce e melhoria da qualidade de vida do doente. Na cmigia, nas 48 horas seguintes à admissão, profilaxia antibiótica perioperatória e oxigenoterapia perioperatória adicional.

Envolveria também os familiares destes doentes, para que encarem a reabilitação como um elemento essencial para melhorar a qualidade de vida do doente e a sua própria. Como sabemos, é importante não esquecer de informar a família sobre o plano de tratamento escolhido, bem como sobre as recomendações para o período após a alta. Isto ajudá-los-á a organizar, por exemplo, a transferência de cama para cama. Muitos doentes que sofrem de

41

fracturas da anca têm medo da morte ou da incapacidade, pelo que é importante dar-lhes as explicações necessárias para lhes restituir a moral. No entanto, segundo os autores, o excesso de otimismo quanto ao resultado da operação pode levar à insatisfação e atrasar a reabilitação.

CAPÍTULO V

CONCLUSÕES

As fracturas da anca são a lesão incapacitante mais comum e a principal causa de morte acidental nos idosos. A frequência e as consequências económicas e para a saúde das fracturas da anca estão a aumentar à medida que a população envelhece. A prevenção e o tratamento das fracturas da anca envolvem um vasto leque de disciplinas. A maioria das pessoas tem de ser submetida a uma cirurgia, seguida de uma fase de reabilitação. A complexidade da cura da fratura da anca faz dela um verdadeiro teste decisivo e um indicador útil da integração e da eficácia dos cuidados médicos modernos. Neste estudo, identificámos que o tipo de fratura da anca mais frequente no momento do internamento é a fratura da cabeça do fémur, seguindo-se a faixa etária, verificou-se que a idade entre os 76 e os 80 anos está aumentada nestes anos, bem como a constatação de que as quedas são a causa mais frequente, Entre as complicações temos o pneumoma e a trombose venosa profunda, mas é de salientar que a maior percentagem de obtenção de uma boa maioria clínica e menor morbilidade tem ocorrido também graças aos especialistas na área da traumatologia.

Também partilho as opiniões expressas no meu estudo, tais como: ❖ É evidente que a clínica trata geralmente os casos de fratura de acordo com o protocolo estabelecido internacionalmente.

❖ A maioria dos casos ocorreu em doentes com 76 anos ou mais.

❖ O número de pacientes encaminhados por estes poucos é maioritário, o que causa alguns inconvenientes em termos de espaço e de acompanhamento médico.

❖ É importante que os idosos sejam informados pelos organismos públicos sobre a forma de prevenir os factores de risco que conduzem às fracturas da anca.

CAPÍTULO VI

RECOMENDAÇÕES

o A clínica está na vanguarda dos protocolos de tratamento de fracturas para garantir uma gestão eficaz dos doentes.

o A política deve ser a de dar palestras informativas sobre cuidados domiciliários eficazes para pessoas com mais de 75 anos.

o O hospital deve reforçar a sua equipa médica e criar uma unidade especial para os politraumatizados.

o O governo deve lançar uma campanha publicitária nacional sobre a prevenção de fracturas e a gestão dos factores de risco.

sobre a prevenção de fracturas e a gestão dos factores de risco.

Bibliografia

1 Tidemark J, Ponzer S, Svensson O. Internal fixation compared with total hip replacement in displaced femoral neck fractures in the elderly: Um ensaio aleatório controlado. J Bone Joint Surg Br 2003.

2 Rodriguez J. Grupo de estudo SECOT sobre osteoporose. Epidemiologia e factores socioeconómicos. Madrid: Marketing Medical Comunication; 2002.

3 Alarcon T, Gonzalez-Montalvo JI. Fracturas osteoporóticas da anca, preditores de recuperação funcional a curto e longo prazo. An Med Interna. 2004.

4 Zuniga C., 2005. Qualidade de vida e cuidados paliativos. Medwave

5 Mones J , 2004. É possível medir a qualidade de vida? O que é que isso significa? Cirugia Espanola.

6 Canale S., T. Campbell. 2004. orthopaedic surgery. 10ª ed. 4 vols.

7 Collazo H., N. Boada. 2000. Morbimortalidade devido a fracturas da anca. Revista cubana de ortopedia y traumatologi'a .2000.

8 Alonso J, Prieto L, Anto JM. A versão espanhola do questionário de saúde SF-36 (Cuestionario de Salud SF-36): um instrumento para medir os resultados clínicos. Med Clin 1995.

9 Garcia M., M. Montero, P. Carpintero, 2004. A importância da desnutrição e de outros factores médicos na evolução dos pacientes com fracturas da anca. Anais de Medicina Interna.

10 . D'Art P, Katona P, Mullan E. Screening, identification and treatment of depression in elderly primary care patients: The acceptance and performance of the 15-part Geriatric Depression Scale (GDS 15) and the development of shorter versions. Fam Pract 1994.

11 Van Marwijk HW, Wallace P, Bock GH. Assessment of the feasibility, reliability and diagnostic value of short versions of the Geriatric Depression Scale (Avaliação da viabilidade, fiabilidade e valor diagnóstico de versões curtas da Escala de Depressão Geriátrica). Br J Gen Pract 1995.

12 Gajardo C. A. Pacheco , R. Valdes , 2004. Aplicação de um protocolo para o acompanhamento cinesiológico de pacientes com fracturas da anca. Revista oficial do Colégio Chileno de Cinesiologistas.

13 S. Garcia, et al. Fracturas da Anca no Idoso: diagnóstico e tratamento. JANO. 2-8. 2003, setembro. Vol LXIX, N' 1574.

14 Parker M, Johansen A. Fratura da anca. BMJ 2006.

15 Tengve B, Kjellander J. Antibiotic prophylaxis.

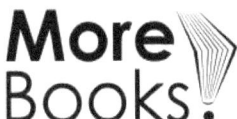
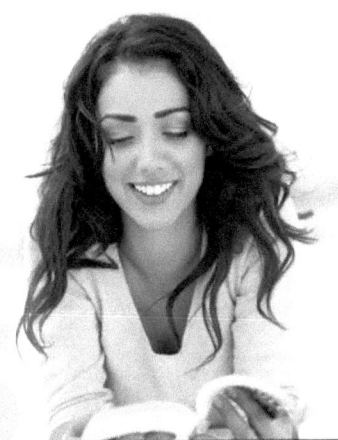

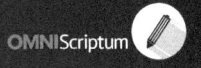

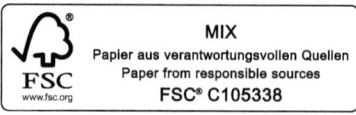

Printed by Books on Demand GmbH, Norderstedt / Germany